MÉMOIRE

SUR

LE CATHÉTÉRISME DE L'URÈTHRE

DANS LES CAS DIFFICILES,

LU A LA SOCIÉTÉ MÉDICALE DU PANTHÉON,

PAR M. LE DOCTEUR AUGUSTE MERCIER.

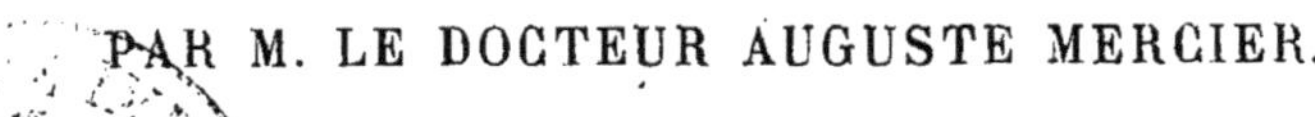

PARIS

TYPOGRAPHIE DE HENRI PLON,

IMPRIMEUR DE L'EMPEREUR,

RUE GARANCIÈRE, 8.

1858

MÉMOIRE

SUR

LE CATHÉTÉRISME DE L'URÈTHRE

DANS LES CAS DIFFICILES.

L'urèthre, dans l'état naturel, présente quelquefois des difficultés au cathétérisme contre lesquelles les traités classiques ne mettent pas suffisamment en garde ; mais, comme il est extrêmement rare que ces difficultés constituent des obstacles sérieux, je ne m'en occuperai pas, pour ne pas allonger démesurément cet article.

A l'état morbide, toutes les parties du canal peuvent présenter des obstacles ; mais chaque région a son genre d'obstacle qui lui est propre et pour ainsi dire exclusif ; de sorte que, connaissant le point où l'on est arrêté, on peut en conclure presque à coup sûr la nature de l'obstacle auquel on a affaire. Je ne parle, bien entendu, ni des cas de déchirures de l'urèthre, ni de ceux dans lesquels des difficultés nouvelles ont été créées, dans des tentatives antérieures de cathétérisme, par des mains inhabiles ou téméraires.

Dans la *région spongieuse*, il est extrêmement rare qu'on rencontre autre chose que des rétrécissements organiques.

Avant moi, on admettait des variétés assez nombreuses de rétrécissements organiques ; mais j'ai démontré dans un premier travail sur ce sujet, publié au commencement de janvier 1839 , qu'ils sont tous fibreux , soit qu'ils succèdent à une plaie de l'urèthre, et alors c'est un tissu de cicatrice , soit qu'ils résultent d'un travail inflammatoire, et alors c'est une partie ou la totalité de l'épaisseur des parois qui a été réduite à sa trame fibreuse par l'oblitération de ses capillaires, ou de ses cellules vasculaires, comme la veine enflammée qui finalement s'oblitère et se transforme en un simple cordon fibreux (*Gaz. méd.*, 1839, p. 262, et 1845, p. 148; *Rech. sur le trait. des mal. urin.*, etc., p. 371, 1856).

Maintenant, que le rétrécissement se trouve plus ou moins profondément, que tantôt il corresponde à l'axe du canal et tantôt se trouve plus près d'une paroi que des autres points de la circonférence, que son calibre soit plus ou moins étroit, sa résistance et sa longueur plus ou moins grandes, ce sont là des questions que je suppose connues; aussi ne m'y arrêterai-je pas. Je dirai seulement que, par cela même que les rétrécissements sont fibreux, ils sont élastiques, c'est-à-dire dilatables et rétractiles comme les tissus fibreux.

Je suis du nombre de ceux qui pensent qu'il est excessivement rare de rencontrer des rétrécissements infranchissables. Depuis près de vingt ans, je n'en ai trouvé qu'un seul que je n'ai pu franchir, et encore cela tenait-il à ce que deux chirurgiens très-distingués qui m'avaient précédé avaient fait une fausse route qui me permettait d'arriver à 20 centimètres de profondeur (V. mes *Rech. sur le trait.*, etc., p. 7 et 394).

J'ai démontré que l'émission de l'urine n'est pas toujours en rapport avec le diamètre des rétrécissements, qu'il en est de très-étroits qui s'accompagnent d'un écoulement passable, tandis qu'il en est d'autres qui, peu prononcés encore, se compliquent à chaque instant de rétention complète. J'ai fait voir, en outre, que ces variations dépendent principalement du degré de spasme et de contracture survenus dans les parties profondes du canal.

En conséquence, je débute toujours par une bougie droite flexible et mousse. Les bougies coniques boutonnées imaginées par Lioult (*Rét. d'urine*, 3ᵉ édit., p. 53 et 54, 1824; la 1ʳᵉ édit. est de 1808), et pour l'invention desquelles un chirurgien a obtenu dernièrement un prix de l'Académie des sciences, conviennent parfaitement : si un instrument de ce genre, même petit, passe, on a tout lieu d'espérer qu'un autre un peu plus fort pénétrera sans difficulté soit immédiatement, soit le lendemain.

Si une fine bougie olivaire ne passe pas, j'en essaye de plus en plus pointues, et, si toutes échouent, il faut avoir recours à des moyens ou procédés spéciaux.

Les uns proposent alors d'ulcérer l'obstacle soit à l'aide de bougies qu'on fixe au-devant, soit au moyen du caustique; mais souvent c'est à côté du rétrécissement qu'on agit, et , dans tous les cas, il se fait plus tard un travail de cicatrisation qui reproduit cet obstacle plus étendu et plus dur qu'auparavant.

D'autres ont imaginé de le franchir avec des bougies solides terminées par un pas de vis, supposant que, du moment que cette vis est engagée, il suffit de lui imprimer un mouvement de rotation pour la faire avancer jusqu'au delà de l'obstacle. On ne réfléchissait pas que le point le plus difficile est souvent de trouver la lumière du rétrécissement; que d'ailleurs, quand on y est engagé , les tissus traversés ne forment pas un écrou assez solide pour forcer la vis à pénétrer plus loin, et que la rotation qu'on lui imprime n'a d'autre effet que de lacérer et réduire en détritus la face interne du rétrécissement , ce qui nécessitera plus tard un travail de cicatrisation et toutes ses conséquences, comme dans le cas précédent.

D'autres, à l'exemple de Boyer, cherchent à traverser le rétrécissement à l'aide de sondes métalliques plus ou moins pointues. Je lisais, il y a quelques mois, que Boyer n'avait d'autre but que de *dilater* (*Gazette hebdomadaire*, 1857, p. 754); c'est une erreur : il a imaginé son instrument « pour sonder les hommes dont *l'urèthre est tellement rétréci qu'il ne peut admettre ni les bougies ni les sondes les plus fines.* » (*Mal. chir.*, 4ᵉ édition, t. IX, p. 237.) L'auteur, qui en préconisait une à peu près semblable, ajoutait que sans doute les petites sondes sont très à redouter entre des mains inexpérimentées; mais qu'on peut en dire autant du scalpel du chirurgien et de l'ordonnance du médecin. »

Je me permettrai de faire observer qu'on abuse un peu de ce raisonnement. En médecine, et principalement dans cette branche qu'on désigne sous le nom de chirurgie, il faut distinguer avec soin deux choses : la science et l'art; et peut-être que si l'on ne négligeait pas d'établir cette distinction , on serait plus juste envers certaines spécialités.

La première est tout entière du domaine de l'intelligence, et se transmet par conséquent avec assez de facilité par l'enseignement des écoles; le second, en grande partie inhérent à nos sens, est presque entièrement individuel , et il faut un concours particulier de circonstances pour l'acquérir.

Tous les médecins dignes de ce nom doivent donc posséder l'ensemble de la science, mais tous ne peuvent pas acquérir l'art, c'est-à-dire être bons opérateurs.

Une fois cette distinction admise, on conviendra que, toutes choses égales d'ailleurs, les opérateurs devront présenter eux-mêmes des degrés d'habileté divers pour telle ou telle opération, suivant qu'ils s'y seront plus appliqués , qu'ils auront eu plus d'occasions de la faire. Un procédé opératoire n'entre donc véritablement dans le domaine de la science, ne devient d'utilité générale, qu'autant qu'il a été soumis à des lois qui le rendent autant que possible indépendant de l'art , qui permettent du moins de le pratiquer sûrement sans en avoir une grande habitude.

Or, vanter un instrument ou un procédé qui a besoin d'une main expérimentée , c'est avouer que c'est pour ceux qui en ont le moins besoin qu'on a simplifié la besogne , et qu'on n'a rien fait pour les chirurgiens à qui leur position n'a pas permis d'acquérir une grande habitude. Et cependant, pour en revenir à notre sujet , tous les malades pris de rétention d'urine ne peuvent être dirigés vers les opérateurs exercés.

Et d'ailleurs, on parle du bistouri ; est-ce que dans l'ablation d'une tumeur , la ligature d'une artère, le débridement d'une hernie, l'ouverture de certains abcès , etc. , le chirurgien le plus adroit se confie uniquement à son bistouri et à ses connaissances anatomiques ? Est-ce qu'il n'est pas de règle de se servir de conducteurs ou d'instruments mousses quand on approche des parties dangereuses?

Par la même raison, n'usons pas d'instruments rigides et pointus quand il s'agit de traverser un urèthre hérissé d'obstacles, et tâchons de suppléer à l'art par la science.

Jusqu'où ne va pas l'imagination quand elle n'est pas pondérée par la réflexion! Un autre s'est imaginé que si un rétrécissement ne se laisse pas franchir, c'est à cause « de brusques déviations que lui impriment des reliefs latéraux alternes, » et en conséquence il a vanté des bougies tortillées à leur extrémité. Mais, ai-je objecté, comme le pas d'une vis doit être le même que celui de son écrou, ainsi faudrait-il que la spirale de la bougie fût moulée sur celle du rétrécissement, et tant qu'on n'aura pas trouvé le moyen d'arriver à cette précision, le tortillement de la bougie ne pourra que nuire en multipliant et augmentant les frottements. Par la raison sans doute que les choses les plus raisonnables sont celles qui frappent le moins , celle-ci eut beaucoup de retentissement, et conséquemment aussi l'auteur , bien qu'il paraisse avoir renoncé à son explication, vante plus que jamais ses bougies tortillées, se contentant d'en appeler à l'expérience (voir mes *Recherches sur le traitement*, etc., p. 62 et 390). Nous verrons plus loin comment doivent être expliqués les quelques succès qu'il a pu obtenir.

Enfin, on a conseillé , soit de ponctionner le rétrécissement d'avant en arrière avec un trocart ou avec une lancette, ce qui expose plus encore que la sonde conique aux fausses routes, soit de ponctionner la vessie, ce qui peut faire cesser les accidents de la rétention d'urine, mais n'y remédie pas et peut même entraîner des conséquences funestes , telles qu'infiltrations, infections urineuses, etc. ; soit d'ouvrir le canal par une incision devant ou derrière le rétrécissement, opérations désagréables , douloureuses et dangereuses.

J'ai donc proposé des méthodes beaucoup plus simples et plus rationnelles , à mon avis , que toutes celles qui précèdent.

Ou bien les bougies ne peuvent s'engager dans le rétrécissement et buttent au-devant, ou bien elles s'y engagent, mais ne peuvent le franchir.

La première circonstance se présente quand l'orifice du rétrécissement ne correspond pas au centre de l'urèthre , et surtout quand il a été fait à côté une fausse route qui devient en quelque sorte le prolongement de la portion antérieure du canal et dans laquelle les bougies s'engagent beaucoup plus aisément que dans le rétrécissement qui se trouve alors pour ainsi dire niché dans l'une des parois.

La deuxième a lieu quand le rétrécissement est très-étroit, très-dur, très-long et sinueux.

Quand, après avoir appuyé modérément la bougie contre le rétrécissement, on la retire doucement, on sait qu'on a affaire au premier genre de difficultés si l'on n'éprouve pas une légère résistance comme si la bougie était pincée à son extrémité ; on sait qu'on a affaire au second si cette petite résistance existe. Je répète que, dans cette recherche, il faut agir très-doucement, parce que si l'on sentait le léger pincement en question, il faudrait s'arrêter immédiatement et ne pas s'exposer, en sortant du rétrécissement, à ne le retrouver peut-être qu'après de longs tâtonnements.

1° Si donc on ne sent pas que la pointe d'une bougie droite s'engage, il faut aller à la recherche de l'orifice. Pour cela j'en prends une dont l'extrémité a été pliée assez fortement pour conserver une courbure permanente. On a dit dernièrement que ce n'est pas possible, et qu'il faut pour cela des bougies en baleine. Rien n'est plus facile au contraire : les bougies en baleine ont presque tous les inconvénients des instruments rigides.

J'introduis donc cette bougie jusqu'à l'obstacle, et, si elle butte, je la retire doucement de 2 ou 3 centimètres. Je lui imprime alors un léger mouvement de rotation et je la repousse comme la première fois, pour recommencer ensuite jusqu'à ce que le bec, présenté ainsi aux divers points de la circonférence du canal, ait trouvé enfin l'orifice du rétrécissement. Nombre de fois j'ai obtenu de ce procédé bien simple des succès qu'on avait vainement demandés auparavant à une foule d'autres. Les cas de rétrécissements excentriques sont de ceux dans lesquels les bougies tortillées ont quelquefois réussi, et la preuve qu'elles ne réussissent que par la courbure de leur extrémité, c'est que 19 fois sur 20, c'est la seule qu'elles conservent quand on les retire du canal.

Rien de plus simple que l'exécution de ce procédé dans la région spongieuse ; mais il n'en est pas toujours ainsi quand, le rétrécissement existant à l'union de la portion membraneuse avec le bulbe, le fond de celui-ci est en outre creusé d'une fausse route.

Les bougies courbées comme je viens de le dire, réussissent quelquefois; mais souvent leur pointe dépasse l'orifice cherché et va butter dans la fausse route. Voici ce qui m'a réussi dans plusieurs cas, et dernièrement encore chez un malade de **Hambourg** qui, depuis six ans, avait parcouru vainement les diverses universités d'Allemagne, et qui depuis plus de quatre mois était, sans plus de succès, entre les mains d'un spécialiste qui se **vante** de toujours obtenir des guérisons immédiates.

Avec une algalie ordinaire, je recherche le point où doit **se** trouver le rétrécissement, et, pour cela, j'appuie son bec sur la paroi supérieure, de manière à sentir une légère dépression qui correspond à l'endroit où les racines du corps caverneux s'écartent et où l'urèthre se met en contact avec l'aponévrose moyenne du périnée. En parcourant cette dépression d'avant en arrière, on ne tarde pas à sentir la lacune de l'aponévrose moyenne par laquelle passe l'urèthre. C'est là qu'il faut chercher l'orifice du rétrécissement. J'appuie donc le bec de l'algalie dans cet endroit, doucement, mais assez fortement, afin de rendre cette dépression plus sensible.

Je prends alors une très-fine sonde élastique, munie d'un fil d'argent courbé tout près de son extrémité, et je l'introduis de manière que son bec arrive dans la dépression. En lui faisant parcourir les différents points de cette dépression, on finit presque toujours par le sentir comme accroché par un pertuis qui est presque toujours l'orifice cherché. Quand donc on éprouve cette sensation, il faut appuyer très-doucement, d'une manière continue, et en s'enquérant à chaque instant des sensations du malade. Si l'on s'engage véritablement dans le rétrécissement, celui-ci n'éprouve pas de douleur vive, et, lorsqu'on essaye quelques légers mouvements de traction, on sent le pincement caractéristique, et on appuie de nouveau. Les mouvements de vrille, conseillés par quelques chirurgiens, doivent être sévèrement proscrits.

2° Quand l'instrument s'engage dans un rétrécissement, mais

ne pénètre pas, on conseille des bougies de plus en plus fines ; Mayor veut, au contraire, qu'on se serve d'instruments de plus en plus volumineux. Le premier conseil est rationnel quand ce rétrécissement a encore un certain calibre ; mais il est évident que, quand il est très-étroit, si une bougie très-fine a moins de résistance à vaincre qu'une plus grosse, elle cède aussi plus facilement à la pression. Quant au conseil de Mayor, il repose sur des propositions toutes fausses à mon avis. (Voir mes *Rech. sur les rét.*, p. 78.)

Mon procédé est mixte en apparence ; mais on va voir, par les considérations sur lesquelles il s'appuie, qu'il est entièrement nouveau.

Lorsqu'une bougie est arrêtée dans un rétrécissement, on n'a pas fait attention qu'elle ne l'est pas seulement par l'obstacle qui se trouve à sa pointe, mais encore par la somme des résistances éprouvées par toute la partie de son cône engagée dans la coarctation. C'est lorsque toutes ces résistances font équilibre à la force de l'instrument que celui-ci s'arrête. Si l'on presse davantage, il s'affaisse et ploie, sans qu'on puisse conclure que la partie non traversée soit plus dure, plus rebelle que celle qui l'a été.

En conséquence, si l'on pouvait immédiatement faire cesser toute autre résistance que celle que la portion non franchie exerce à l'extrémité de la bougie, celle-ci pénétrerait plus avant, jusqu'à ce que la résistance des parties nouvellement traversées, jointe à celle des parties qui ne le sont pas encore, fasse, comme dans la première tentative, équilibre à la pression qu'il est possible d'opérer. Or, c'est à quoi je parviens par un artifice bien simple.

Je commence par une bougie de 3 millim. environ de diamètre, mais se terminant par une pointe fine ; et lorsque je me suis assuré qu'elle est dans le rétrécissement, je pousse graduellement et d'une manière continue. Quand elle n'avance plus et qu'elle fléchit, je la retire. Je lui en substitue une autre de 5 ou 6 millim. et à cône moins allongé, moins pointu. Celle-ci, plus forte, supporte une pression plus énergique ; elle agit sur les parties déjà dilatées par la précédente et les dilate encore davantage, de sorte que si l'on revient à la première, elle n'éprouve plus aucune résistance à sa périphérie dans les points où elle se trouvait auparavant fortement étreinte. Point de raison, par conséquent, pour qu'elle ne traverse pas une seconde portion du rétrécissement comme elle a traversé la première. On alterne ainsi jusqu'à ce qu'on ait complétement franchi l'obstacle. C'est comme s'il existait plusieurs rétrécissements et qu'on se débarrassât de l'étreinte des premiers pour agir plus efficacement sur les autres.

Quand le cas est urgent, on peut toujours arriver à la vessie sans désemparer; seulement il faut quelquefois une ou deux heures. Quand rien ne presse, il vaut mieux faire plusieurs séances. J'ai déjà rapporté des observations remarquables de succès dus à ce procédé : je pourrais en augmenter considérablement le nombre. Du reste, il a également bien réussi à diverses personnes qui l'ont essayé, et j'en trouve un exemple dans une thèse de M. Dieudonné (Paris, 1857).

Région membraneuse. — Au rebours de la précédente, cette région n'est presque jamais le siége de rétrécissements organiques : les difficultés qu'on y rencontre assez souvent sont dues presque toujours à des spasmes musculaires.

De là une première indication, c'est qu'on a d'assez grandes chances de faire cesser les rétentions d'urine qui ont leur cause dans cette région à l'aide des antiphlogistiques et des calmants, dont je ne dirai rien de plus.

Mais quand on est forcé de recourir au cathétérisme, quelles sont les règles à suivre?

Il faut se rappeler d'abord qu'en admettant qu'il soit bien démontré que la portion membraneuse est entourée d'une couche de fibres contractiles circulaires, il est certain qu'elles n'ont pas une grande force, et que le resserrement qu'elles font éprouver au canal ne joue qu'un rôle secondaire dans le phénomène que nous étudions. Le principal provient de déviations que je vais exposer.

J'ai parlé, dans un travail précédent (voy. *Gaz. hebd.*, etc., 1857, p. 215, 2ᵉ col.), d'un muscle qui, naissant à peu près vers la jonction de la branche descendante du pubis avec la branche ascendante de l'ischion , se dirige obliquement en dedans , en avant et en haut sur la portion membraneuse , au-devant de laquelle il s'étale et s'unit à son congénère. Ce muscle évidemment a pour effet, lorsqu'il se contracte, de déprimer, de tirer en bas et en arrière la portion inférieure de la région membraneuse, et de rendre par conséquent plus aigu l'angle qu'elle forme avec la portion bulbeuse.

Plus haut se trouvent d'autres faisceaux que j'ai décrits comme faisant partie du muscle pelvien (*ibid.*, 1re col.), et qui, naissant de la face postérieure de la symphyse pubienne, côtoient la partie supérieure de la région membraneuse , et s'unissent derrière elle en se confondant dans un V aponévrotique que j'ai fait connaître comme étant, à proprement parler, le nœud central du bassin. Ces faisceaux , lorsqu'ils se contractent , tirent en haut et en avant la partie supérieure de la région membraneuse, de manière à rendre plus prononcée encore l'augmentation de courbure produite par les muscles précédents.

Il s'agit donc d'enfiler la direction du canal malgré cette augmentation de courbure quelquefois considérable.

Et d'abord il faut s'abstenir de sondes ou bougies droites , fussent-elles élastiques : leur bec irait butter contre le fond du bulbe, qui forme, je le répète, le sommet d'un angle bien moins ouvert que dans l'état normal, et, plutôt que de se courber assez pour se prêter à cette brusque courbure , elles feraient presque toujours fausse route.

Une sonde élastique de moyen volume et à courbure fixe très-prononcée réussit assez souvent. Sinon, je prends une bougie coudée à sa pointe ou une petite sonde munie d'un fil d'argent coudé à son extrémité, comme il a été expliqué plus haut, et presque toujours on réussit à la faire pénétrer. C'est aussi dans ces cas, et pour la même raison, que la bougie tortillée a quelquefois réussi.

Si ces divers moyens, employés avec patience et dextérité, ne parvenaient pas à franchir l'obstacle, on pourrait tenter de le

forcer, mais, bien entendu, avec une prudence et une modéra-
tion extrêmes.

Une algalie assez fortement courbée peut être employée avec
avantage : on cherche avec son extrémité la dépression dont j'ai
parlé plus haut, et, quand on est sûr qu'elle est engagée dans
la portion ascendante, on appuie lentement et d'une manière
continue. Quand on a une grande habitude de la résistance des
tissus, on peut même, avec la main gauche appliquée sur le périnée, exercer une certaine pression sur la convexité de l'instrument. Les sondes Mayor conviennent parfaitement dans ces cas,
à cause de leur volume, qui permet d'exercer une pression plus
forte avec moins de risques de faire fausse route. Je suis per-
suadé que c'est dans des cas de ce genre que leur auteur a obtenu la plupart de ses succès.

Enfin, quand tous ces moyens échouent, ma sonde coudée
métallique offre encore une précieuse ressource.

On a vu, par ce que j'ai dit de la courbure exagérée de la région membraneuse dans les cas de spasme, que ce n'est pas de
bas en haut et d'avant en arrière, mais de bas en haut et d'arrière en avant que le bec des sondes doit marcher. Or, c'est ce
qu'il est assez difficile de faire avec une algalie ordinaire, et ce
qu'on fait presque forcément avec ma sonde coudée, lorsqu'on
abaisse son pavillon vers les cuisses du malade. Une fois l'extrémité de l'instrument engagée dans cette portion, toute difficulté s'évanouit, parce qu'en le poussant vers le col de la vessie,
c'est son talon et non pas son bec qui a pour effet de déprimer
la paroi postérieure du canal et d'en opérer le redressement. On
peut donc user de force sans avoir à craindre de fausse route,
et on arrive dans la région prostatique (1).

---

(1) On pourrait, à défaut de ma sonde coudée, donner à une sonde
élastique droite une courbure analogue, à l'aide d'un mandrin métallique. On a vanté des sondes élastiques fabriquées sur le modèle de ma
sonde coudée, mais ces sondes ne sont d'aucune utilité dans le cas dont il
s'agit. Leur coude rencontre toujours le même obstacle à déprimer, la
même résistance à vaincre. Du volume de ma sonde métallique, elles
n'ont pas assez de roideur, et si on les prend assez roides, elles auront

La région prostatique, en raison de la compacité de la glande qu'elle traverse, ne peut être oblitérée spasmodiquement. On croyait, il y a quelque temps, que l'hypertrophie de la prostate rétrécit le canal, mais il est aujourd'hui bien reconnu qu'elle l'élargit au contraire. Le seul obstacle qu'on rencontre dans cette région, c'est une déviation qui a lieu d'un côté à l'autre quand l'un des lobes latéraux, hypertrophié dans son centre, fait du côté de l'urèthre une saillie qui refoule et creuse le centre du lobe opposé.

Ici il est un point important qu'il ne faut pas oublier ; c'est que, par cela même qu'il n'existe point de granulations glandulaires devant et derrière la région de l'urèthre qui nous occupe, ses parois antérieure et postérieure ne changent pas ou du moins ne changent que très-peu de direction : coupée transversalement, au lieu de représenter une fente antéro-postérieure longitudinale, elle en représenterait une courbe telle que celle-ci (.

Lors donc qu'on est arrêté dans cet endroit, ce n'est pas par la partie moyenne où la déviation est le plus prononcée qu'il faut chercher à faire pénétrer l'algalie ; il faut au contraire lui faire suivre les parois antérieure ou postérieure, et surtout la première, où il ne se trouve pas de parties essentielles à éviter, telles que le vérumontanum, et le lobe moyen de la prostate qu'on rencontre en arrière.

Quand je ne réussis pas avec l'algalie ou avec une sonde élastique de courbure analogue, je prends une sonde coudée et je l'introduis jusqu'à l'obstacle. Alors je rapproche sa tige de l'axe du tronc, et je pousse de manière que le dos de la portion recourbée marche en avant. On peut ainsi employer toujours sans danger une force suffisante pour refouler la tumeur à droite ou à gauche, selon le côté où elle se trouve, et passer outre.

Les obstacles qu'on peut rencontrer *au col de la vessie* sont de plusieurs sortes. Jamais ou presque jamais il ne s'y rencontre

---

plus de volume et moins de poli : on ne peut pas surtout leur imprimer des alternatives d'abaissement et d'impulsion, qui sont si utiles pour leur faire traverser la portion ascendante du canal.

de rétrécissement ; mais souvent il s'y manifeste un spasme et même une rétraction des fibres musculaires qui ferment cet orifice, et il en résulte, ainsi que je l'ai fait voir dans mes travaux antérieurs, une traction du bord postérieur au-dessus de l'antérieur, une véritable soupape. Souvent aussi c'est une hypertrophie de la prostate qui change la forme de cet orifice. Tantôt c'est une hypertrophie générale du lobe moyen qui fait saillir son bord postérieur au-dessus de l'antérieur, à peu près comme dans le cas précédent ; tantôt c'est une tumeur à base large ou étroite qui, provenant de ce lobe, se porte en avant, au-dessus de l'orifice ; tantôt c'est une tumeur s'élevant sur l'un des lobes latéraux, et s'inclinant également au-dessus du canal. Il ne faut pas oublier qu'il ne naît pas de tumeur au-devant du canal, par la raison bien simple qu'il n'y a pas de granulations prostatiques. Enfin, une cause fréquente de difficultés souvent bien difficiles à vaincre, ce sont des fausses routes faites dans des tentatives antérieures. Ces fausses routes se trouvent presque toujours en arrière, à la base des obstacles qui s'élèvent du bord postérieur. Quelquefois, mais très-rarement, il en existe à la paroi antérieure qui ont été faites par des instruments très-courbes mal dirigés.

Donc, excepté dans ces derniers cas, on doit se servir de sondes élastiques ou d'algalies très-courbées, et faire en sorte que leur bec n'abandonne pas la paroi pubienne du canal : avec cette précaution, il s'insinue presque toujours entre le bord antérieur du col et l'obstacle ; néanmoins, comme celui-ci peut s'élever de l'un des bords latéraux, ou bien naître sur le bord postérieur par un étroit pédicule et être libre de chaque côté, on doit, si l'on ne réussit pas comme il vient d'être dit, incliner le bec à droite et à gauche dans le but de chercher s'il ne serait pas plus facile de passer à côté de l'obstacle qu'au-devant. Parfois cependant toutes ces précautions sont insuffisantes.

Dans quelques circonstances on se trouve très-bien d'introduire, jusqu'à l'obstacle, une sonde courbe élastique munie d'un mandrin courbe également, et, alors, pendant qu'on maintient le mandrin immobile, de pousser la sonde sur lui. Qu'on essaye cette manœuvre, et l'on verra que la courbure de la sonde se trouve ainsi considérablement accrue, ce qui lui permet de passer par-dessus l'obstacle dans des cas où elle ne le pourrait pas sans cela.

Quand aucune de ces manœuvres ne réussit, c'est alors surtout que la sonde coudée fournit de précieuses ressources. Quand elle a été introduite jusqu'à l'obstacle, sa tige se trouve nécessairement très-rapprochée de l'axe du tronc ; sans donc m'inquiéter si c'est en arrière, à droite ou à gauche que l'opercule a son point d'origine, s'il s'agit d'une tumeur ou d'une valvule, etc., je pousse directement en portant peu à peu le bec en avant, et j'arrive infailliblement dans la vessie, parce qu'il est impossible qu'avec le dos de mon instrument je ne parvienne pas à soulever la saillie qui ferme le canal.

Ainsi je pratique le cathétérisme forcé d'après des principes tout autres qu'on ne l'avait fait jusqu'à présent. On cherchait à soulever, à refouler et même à traverser l'opercule avec le bec quelquefois pointu d'une sonde ; moi c'est le dos de la mienne, c'est-à-dire une surface de 15 à 16 millimètres de longueur, que je lui oppose, tandis que le bec longe la paroi pubienne où il ne se trouve rien d'important à ménager. Qu'il se trouve en outre à la base de cet opercule une ou plusieurs fausses routes, on comprend que la sonde coudée est le meilleur moyen de les éviter.

Toutefois, je dois le dire, le passage du col de la vessie avec cette sonde est quelquefois difficile, soit parce que le ligament suspenseur est trop court, et ne permet pas d'abaisser suffisamment la tige, soit parce que la vessie distendue entraîne la prostate en haut et en avant, ce qui force à abaisser la tige au delà de ce que ce ligament permet d'exécuter, en le supposant même de longueur ordinaire. Ainsi, en dernier résultat, l'embarras vient, dans les deux cas, de ce que la tige n'est que difficilement abaissée autant qu'il le faut.

Il m'a suffi, pour éliminer cette dernière difficulté, d'imprimer à la tige de ma sonde coudée une seconde courbure du même côté que la première, à 3 centimètres au-devant de celle-ci, de manière à former un angle obtus de 145 degrés. Cette seconde courbure permet de présenter à l'obstacle le bec par son dos, sans qu'on soit obligé d'abaisser autant le pavillon.

Qu'il me soit encore permis, car on ne saurait posséder trop de ressources dans les cas difficiles, de mentionner ici un procédé qui m'a réussi chez quelques malades qui avaient une saillie au bord postérieur du col de la vessie, avec une ou plusieurs fausses routes à la face uréthrale de cette projection.

Dans un cas de ce genre, je me servais d'une sonde Mayor très-volumineuse, espérant qu'en raison de sa grosseur elle passerait au-devant de la fausse route sans y pénétrer. Vain espoir ! la déchirure ou la mollesse des tissus étaient telles, qu'il me fut impossible de soulever la saillie prostatique sans m'engager dans le pertuis accidentel. Voici l'idée qui me vint à l'esprit :

On sait que les sondes en étain n'ont qu'un œil sur leur face concave, à 12 ou 15 millimètres de leur extrémité, et que cette extrémité est pleine, sans cul-de-sac. Avec un canif, je façonnai le bord terminal de l'œil, de manière que le canal vînt y aboutir par un plan incliné aussi doux que possible. J'introduisis alors l'instrument ; son bec s'engagea dans la fausse route comme dans mes tentatives précédentes ; mais après l'avoir retiré de quelques millimètres, je passai dans son canal une petite sonde élastique, et immédiatement je vis avec bonheur mes prévisions se réaliser. L'extrémité de celle-ci, arrivée au fond de la première, glissa sur le plan incliné qu'elle rencontra, sortit par l'œil, et, soit à cause de la direction en avant qu'elle était forcée de prendre, soit parce que la fausse route était occupée par le bec de la sonde métallique, soit pour ces deux raisons à la fois, elle pénétra immédiatement dans la vessie, donna issue à l'urine, et du moment que la distension eut cessé, l'introduction d'une autre sonde élastique plus volumineuse se fit sans difficulté par le procédé ordinaire.

Les autres faits n'ont été pour ainsi dire que la reproduction de celui que je viens d'exposer.

www.ingramcontent.com/pod-product-compliance
Ingram Content Group UK Ltd.
Pitfield, Milton Keynes, MK11 3LW, UK
UKHW020120100726
13658UKWH00005B/2276